Capt. Manby's

Verfahren

zur

Rettung von Schiffbrüchigen.

Mitgetheilt

vom

Professor Dr. Wagner.

Mit 23 Abbildungen.

(Aus dem Archiv für mediz. Erfahrung, Jan. Febr. 1825, besonders abgedruckt.)

Berlin, bei G. Reimer.

1825.

Das hier zu beschreibende Verfahren ist gröfstentheils die Erfindung des Hauptmanns Manby zu Yarmouth, welchem das Parlament dafür eine Belohnung von 6000 Pfd. Sterling bewilligt hat. An den gefährlichsten Theilen der englischen Küste, ist es seit mehreren Jahren mit Erfolg in Anwendung gebracht worden, und in einigen englischen Zeitschriften, namentlich im Gentlemans Magazin vom Jahre 1821, hat man es zuerst erwähnt, sodann aber eine vollständige Beschreibung davon in dem Annual Report der Royal humane society zu London, vom Jahre 1822, gegeben, und ich erlaube mir hieraus folgendes mitzutheilen:

Die häufigsten und schlimmsten Fälle von Schiffbrüchen sind diejenigen, welche sich in einer Entfernung von 150 bis 600 Fufs von der Küste ereignen. Bei dieser Nähe des Landes sollte man glauben, dafs sich die Menschen am ersten würden retten können; aber sie können es eben so wenig, als wenn das Schiff auf einem Felsen mitten im Meere gestrandet wäre. Dann wenn sie an das Land zu schwimmen versuchen, so werden sie entweder getödtet durch die Heftigkeit, mit welcher sie von den Wogen gegen das Ufer geworfen werden, oder sie ertrinken, indem sie vergebens gegen die sie zurückwerfende Brandung ankämpfen. Man hat auf mancherlei Weise versucht eine Verbindung zwischen dem Lande und dem Schiffe zu bewerkstelligen: allein die früheren Versuche haben alle dem beabsichtigten Zwecke nicht entsprochen. Zuletzt kam man auf den Gedanken ein Tau an eine Kugel zu befestigen und diese aus einem Mörser nach dem Schiffe hinzuwerfen. Diese Idee ist denn auch mit glücklichem Erfolge ausgeführt worden.

Hat man einmal auf solche Weise eine Communication bewerkstelligt, so ist es ein leichtes, vermittelst des Taues andere Sachen nach dem Schiffe hinzubringen, wodurch es der Schiffsmannschaft möglich wird ans Land zu kommen; ja wenn auch aufser dem Taue gar nichts weiter vorhanden sein sollte, so wissen denn doch die Matrosen sich meistens zu helfen, und die Sachen die sie an Bord haben so zu benutzen, dafs sie ihnen die Mittel zum ans Land kommen gewähren.

Die Mörser, aus denen man die Kugel mit dem daran befestigten Taue nach dem Schiffe hinwerfen will, müssen so leicht als möglich sein. Ein eiserner Mörser, (S. die Abbildung Fig. I.) der mit der Unterlage $2\frac{1}{4}$ Ctr. wiegt, kann leicht von zwei Menschen auf einer Tragbahre von einem Orte zum andern getragen werden, und ist im Stande eine 24 pfündige Kugel mit einem $1\frac{1}{2}$ Zoll dicken Taue daran 500 Fufs weit, und wenn das Tau etwas dünner ist, 640 Fufs weit gegen den heftigsten Wind an zu schleudern. Ein Tau von der angegebenen Dicke ist stark genug, um daran ein Boot vom Lande nach dem Schiffe hinzubringen, und dies ist oft nothwendig und von gröſster Wichtigkeit. da nicht selten das Schiffsvolk durch die gemachten Anstrengungen so erschöpft oder durch Kälte so erstarrt ist, daſs es selbst zu seiner eigenen Rettung nichts mebr zu thun im Stande ist. Die Kugeln deren man sich bedient sind von zweierlei Art. Die einen bestehen aus einer kurzen eisernen Stange, mit einem Ringe an dem einen Ende, und mit dem andern in eine hohle eiserne Kugel befestigt, die dann mit geschmolzenem Blei ausgefüllt wird; oder man nimmt auch eine solide eiserne Kugel, durch welche ein Loeh gebohrt wird, in welches man dann die eisernc Stange hineinschraubt. (S. Fig. 2.)

Die andere Art von Kugeln (Fig. 3.) ist mit Widerhaken versehn, mit welchen sie in das Tauwerk oder irgend einen andern Theil des gestrandeten Schiffs hineinfassen. Diese werden gebraucht, wenn das Schiffsvolk wegen Erschöpfung oder Erstarrung, oder weil es sich an das Tauwerk, die Masten u. s. w, gebunden hat, um von den über das Schiff weggehenden Wogen nicht weggespült zu werden, — wenn es deswegen, sage ich, ausser Stand gesetzt ist, selbst irgend etwas zu seiner Rettung zu thun. Hat man eine solche Kugel über das Schiff hingeworfen, und ziehf dann das Tau wieder an, so werden die Haken in irgend einen Theil des Schiffs eingreifen, und man kann nun ein Boot znr Rettung der Menscben absenden. Den Widerhaken gegenüber befinden sich an der Kugel noch andere Haken, wodurch verhindert wird, dass das einmal Gefasste ihr nicht wieder entgleiten kann.

Ein sehr wesentlicher Punkt ist dabei der, dass das Tau an die Kugel so befestigt werde, dass die heftige Entzündung bei dem Abfeuern des Mörsers es nicht verbrenne und die Verbindung wieder aufhebe. Ketten von allen möglichen Arten hat man vergebens versucht; sie zerrissen alle ohne Ausnahme. Zuletzt gelang es mit starken Riemen, (Fig. 4.) die bis dicht an den eisernen Ring fest zusammengeflochten werden müssen. Sie müssen so lang sein, dafs die daraus gebildete Flechte, wenn die Kugel in den Mörser eingeladen ist, wenigstens noch zwei Fuss aus der Mündnng desselben hervorragt. An dem von der Kugel abgewandten Ende muss sich ein Ring befinden, um das Tau schnell daran befestigen zu können.

Man kann auch dadurch das Tau vor dem Feuer sichern, dass man eine lederne Scheide darüber zieht, die aber überall genau anschliessen, und an ihrem Ende eingeschnitten und in das Tau eingeflochten sein muss. — Die erste Art das Tau an die Kugel zu befestigen, hat sich jedoch als die bessere bewährt.

Das Tau muss vor allen Dingen biegsam, stark und dauerhaft sein. Ist es nicht überall gleichmäfsig biegsam, so wird es bei der heftigen Bewegung sogleich zerreissen. Die Stärke hängt vorzüglich von der egalen Beschaffenheit der Stränge, aus denen es zusammengedreht wird, ab. Dauerhafter werden die Taue, wenn man sich keines vegetabilischen Schleimes zum Glattmachen der einzelnen Stränge bedient; durch diesen wird, bei eindringendem Wasser, das Faulen derselben befördert. Das Eindringen des Wassers kann man jedoch einigermassen dadurch verhüten, dass man die Taue in eine Auflösung von gleichen Theilen Bleizucker und Alaun legt.

Grosse Genauigkeit ist ferner erforderlich bei dem Zurechtlegen des Taues, vor dem Abfeuern des Mörsers. Ist das Ufer eben, ohne grosse Steine u. s. w., so kann man es leicht auf die Figura 5 abgebildete Weise hinlegen. Jede einzelne Lage mufs aber nicht über 4 Fufs lang sein, weil sonst, bei gröfserer Länge, durch den im Verhältnifs damit zunehmenden Schwung das Tau zerreifsen kann. Machte man sehr lange Lagen, so zerrifs das Tau jedesmal. — Genau mufs man auch danach sehn, dafs alles von dem Ufer entfernt werde, was irgend die freie Entwickelung des Taues verhindern könnte. Die angegebene Art es zu legen, ist übrigens sehr einfach, so dafs man leicht, nachdem es gelegt ist, das Ganze noch einmal übersehn und die etwa gemachten Fehler bemerken kann. — Auch kann man das Tau so legen, wie es beim Wallfischfange gebräuchlich ist. (Fig. 6.)

Dies Zurechtlegen des Taues erfordert aber immer einige Zeit, und da nun die Fälle nicht selten sind, wo die Schiffe sehr bald, nachdem sie gestrandet sind, untergehn, so war es nothwendig eine solche Vorkehrung zu treffen, dafs das Tau, schon zurecht gelegt, aufbewahrt und von einem Orte zum andern transportirt werden kann. Dieses hat man auf mancherlei Weise versucht. Am zweckmäfsigsten zeigte es sich so, wie es Fig. 7 abgebildet ist. Hier liegt das Tau der Länge und Queere nach, in einem flachem Korbe, und wird in seiner Lage erhalten durch eine fest darüber geschnallte Decke, so dafs es, ohne sich zu verrücken, von einem Orte zum andern getragen werden kann.

Dergleichen Lagen können mehrere über einander gemacht werden, und man mufs nur besonders danach sehen, dafs beim Gebrauche die Seite des Korbes, an welcher das Ende des Taues mit der Kugel sich befindet, nach der See und dem Schiffe hingekehrt ist.

Im Winter, bei den längern Nächten, wird Hülfe häufiger bei Nacht als bei Tage erfordert werden, und hier möchte es schwierig sein, wenn der erste Versuch, das Tau über das Schiff zu werfen, mifslungen sein sollte, es im Dunkeln wieder mit der erforderlichen Genauigkeit zurecht zu legen. Deshalb war es nöthig, eine solche Vorrichtung zu treffen, bei welcher dies eben sowohl im Dunkeln, als bei Tage geschehen kann. Am zweckmäfsigsten zeigte sich ein hölzerner Rahmen (Fig. 8), sechs Fufs lang und viere breit, an welchem rings herum, in gleichen Entfernungen, hölzerne Pflöcke, die sechs Zoll lang sind und nach oben spitz zugehen, befestigt sind. Um diese wird der Länge und Breite nach das Tau herumgelegt, wie es die Abbildung angiebt.

Grofse Sorge mufs ferner dafür getragen werden, dafs der Mörser trocken sei. Erst wenn alles andere fertig ist, darf er geladen und mufs dann gleich abgefeuert werden. Bei einem heftigen Sturme ist es aber nicht möglich, dies mit losem, in das Zündloch geschüttetem Pulver zu bewerkstelligen. Deshalb macht man aus gewöhnlichem Schreibpapier eine conische Röhre, die mit einer Paste aus feinem Schiefspulver und Weingeist angefüllt wird. Wenn diese Masse halb trocken ist, so stöfst man mitten durch die Röhre einen Drath, und läfst den so gebildeten Kanal offen. Zündet man dann die Röhre an, so wird das Feuer mit Gewalt in den Kanal hinunter fahren und die Ladung des Mörsers entzünden.

Nicht selten ist es auch schwierig, eine Lunte zum Abfeuern des Mörsers brennend zu erhalten, deshalb wurde eine Pistole (Fig. 9) verfertigt, deren Schlofs von einer zinnernen Büchse bedeckt und so gegen Regen und Wind geschützt ist. Die Mündung des Laufes hat einen solchen Umfang, dafs das Feuer sich beim Abschiefsen weit verbreitet und ein genaues Zielen nicht nöthig ist. Einmal ereignete es sich jedoch, dafs die Wellen über die Pistole hingingen und sie durch und durch nafs machten, welches beinahe den Untergang einer ganzen Schiffsmannschaft zur Folge gehabt hätte. Seitdem hat man daran gedacht, auf andere Weise das Abfeuern des Mörsers zu bewerkstelligen. Man hat gleiche Theile oxydirt salzsaures Kali und feinen Zucker oder Kandis, oder auch Olibanum genommen, und diese in einem trockenen Mörser fein pulverisirt und genau unter einander gemischt. Das so erhaltene Pulver wird mit Wasser zu einer dicken Flüssigkeit angerührt, und hiermit dann die Oberfläche der, auf die oben angegebene Weise bereiteten, Röhren genau und vollkommen überzogen. Man läfst die Röhren hierauf an der Sonne trocken werden und sorgt dafür, dafs sie im trockenen Zustande bleiben. Um sie zu entzünden, berührt man die Oberfläche derselben mit einem, in Schwefelsäure getauchten, Hölzchen, worauf, wie bekannt, augenblicklich Entzündung erfolgt. Die Schwefelsäure mufs sich in einem wohlverschlossenen Glase bei dem Apparate befinden. —

Nach dieser Beschreibung des Apparats, frägt

es sich nun, auf welche Weise ist derselbe zu gebrauchen, um eine Kommunikation zwischen dem Lande und dem, vom Winde auf den Strand getriebenen Schiffe zu bewerkstelligen? Weht der Wind geradezu nach der Küste hin, so mufs auch der Mörser gerade nach dem Schiffe hin gerichtet werden; den durch den Wind verursachten Widerstand, kann man durch eine verhältnifsmäfsig stärkere Ladung überwältigen. Wenn aber das Schiff durch einen, von der Seite her wehenden Wind auf den Strand getrieben worden sein, oder der Wind sich späterhin umgesetzt haben sollte, so mufs der Mörser nicht gerade nach dem Schiffe hingerichtet werden, weil sonst das Tau durch den Wind zu weit seitwärts getrieben werden würde. Es ist dann erforderlich, nach der gröfseren oder geringeren Heftigkeit, und der mehr oder weniger schrägen Richtung des Windes, den Mörser ebenfalls schräg, und zwar nach dem Winde hin zu richten. Es wird dann das Tau durch den Wind so weit nach der Seite getrieben werden, dafs es über dem Schiffe niederfällt. Bei sehr starkem Seitenwinde hilft auch eine geringere Elevation des Mörsers; je geringer diese ist, desto weniger Gewalt wird der Wind über das Tau haben. Hat man auf die angegebene Weise ein Tau an Bord des Schiffes geworfen*), so wird die Mannschaft dasselbe an irgend einen, hinreichenden Widerstand leistenden Theil befestigen, und dann kann man an dem Taue ein Boot von dem Schiffe ans Land, oder vom Lande nach dem Schiffe hinbrin-

*) Eine Ansicht dieses Hinüberwerfens der Kugel über das Schiff giebt die Abbildung Fig. 10.

gen. Indem dieses von dem Taue gehalten wird, wird sein Vordertheil stets dem Winde und Wellen zugekehrt sein, und ein Umwerfen desselben verhütet werden. — Ist die Schiffsmannschaft völlig erschöpft, so bedient man sich der mit Widerhaken versehenen Kugeln, und verfährt damit auf die angegebene Weise. —

Aufserdem kann man sich auch statt des Bootes eines Korbes oder sogenannten Cots (Fig. 11) bedienen, der durch Korkholz oder angebundene leere, also mit Luft gefüllte und verschlossene Tonnen, schwimmend gemacht worden ist. Sollte die Küste sehr uneben und felsig sein, so mufs man noch dafür sorgen, dafs die, in dem Korbe ans Land gehenden Personen nicht dadurch getödtet werden, dafs die Wellen sie mit Heftigkeit gegen eine Klippe werfen. Dies wird am besten verhütet, durch eine (in dem Korbe, Cot, angebrachte) mit Kork ausgelegte Hangematte. Auch befinden sich Riemen an dem Korbe, um zu verhindern, dafs der darin liegende Mensch nicht herausfalle oder herausgespült werde. Der Boden des Korbes besteht aus einem starken Flechtwerk, welches das Wasser hindurchläfst. Dieses würde sich sonst inwendig ansammeln und die Fortbewegung bedeutend erschweren, vielleicht selbst das Ertrinken des Menschen verursachen. Auf diese Weise werden besonders hülflose Frauenzimmer und Kinder, oder Kranke und Verwundete ans Land gebracht. Bei dem Gebrauche dieses Cots ist Folgendes zu beobachten: Zuvörderst müssen drei starke Stangen tief in die Erde gesteckt werden, so dafs sie unten ein Dreieck bilden, und oben, nach Art einer Pyramide, zusammen kommen. Hier werden sie fest zusammengebunden. Alsdann wird, vermittelst des nach dem Schiffe hingeschossenen Taues, ein anderes noch stärkeres Tau an Bord gezogen, und eben so ein hölzerner Block, durch welchen ein dünneres Seil läuft, dessen beide Enden am Ufer behalten werden. Nachdem dann beides, der Block und das dicke Tau, auf dem Schiffe befestigt worden sind, wird letzteres, das dicke Tau, mit seinem andern, am Ufer befindlichen Ende, durch den an beiden Seiten des Cots befindlichen Ring gezogen, und dann an die drei Stangen befestigt. Die beiden Enden des dünneren Seiles werden hierauf, eines auf jeder Seite, an das Cot angebunden und dieses so nach dem Schiffe hin und von diesem wieder zurückgezogen.

Sollte weder ein Boot, noch ein solches Cot vorhanden sein, so können die Menschen gerettet werden, indem von dem, nach dem Schiffe hingeschossenen und daselbst befestigten Taue, noch so viel an Bord gezogen wird, als die Entfernung des Schiffes vom Ufer beträgt. Alsdann wird eine doppelte Schlinge (Fig. 12 und 13) darin gemacht, und diese legt sich der Mensch dicht unter den Armen um die Brust, so dafs der Knoten der Schlinge vorn auf das Brustbein zu liegen kömmt. Auf diese Weise befestigt, wird er ans Ufer gezogen.

Noch kürzlich sind an der Küste von Norfolk neun Menschen auf diese Weise gerettet worden, und einige Zeit zuvor wurden bei Winterton, kurz ehe das Schiff zu Grunde ging, der Master desselben, vier Matrosen, des Masters Tochter und ein Knabe, glücklich durch das angegebene Verfahren ans Ufer gebracht.

Man hat auch auf den Schiffen eine Vorrichtung, um diejenigen Menschen zu retten, die etwa von den Wellen über Bord gespült sind; diese könnte ebenfalls benutzt werden, um Personen von einem gestrandeten Schiffe ans Land zu bringen. Sie besteht, wie Fig. 14 zeigt, aus einem Stricke, welcher an der einen Seite eine weite Schlinge bildet. Diese Schlinge wird offen erhalten durch ein Stück Fischbein, welches mit dem Stricke durch eine Anzahl von grofsen Körken hindurch geht, die die Schlinge schwimmend erhalten. Vorn an derselben befindet sich ein hölzerner Ring, durch welchen der Strick hindurch geht und welcher dazu dient, die Schlinge enger oder weiter und also dem Körper des Menschen anpassend zu machen. Noch ist, weiter nach vorn zu, an dem Stricke ein ovales Stück Holz befestigt, wodurch der Strick schwimmend erhalten wird, und woran sich der Mensch fast halten kann, während er die Schlinge über Kopf und Arme wirft. Dieses ovale Holz, so wie die Körke sind weifs angestrichen, um im Dunkeln leichter gesehn werden zu können. Letztere haben noch den Nutzen, dafs sie Verletzungen durch scharfes Einschneiden des Strickes verhüten.

Gut ist es ferner, wenn aufser dem gröfseren, schwer zu bewegenden Mörser, nebst dem dazu gehörigen Apparate, noch ein kleinerer tragbarer vorhanden ist, mit welchem man schnell den Schiffen zu Hülfe kommen kann, die an entfernteren Orten gestrandet und jeden Augenblick in Gefahr sind, zu Grunde zu gehn. Mit diesem kann man wenigsters einen dünnen Strick, eine sogenannte Lockleine, nach dem Schiffe hinwerfen, und wenn die Mannschaft nicht gar zu erschöpft ist, so kann diese dann, vermittelst desselben, ein dickeres Tau, wie es zur Rettung der Menschen erforderlich ist, nach dem Schiffe hinziehn.

Am 14. Mai 1814 wurde dem Hause der Gemeinen gezeigt, wie ein Mann zu Fufs diesen Mörser, nebst dem ganzen Apparate, mit Leichtigkeit transportiren kann. (S. Fig. 15.)

Auf dem Rücken trägt er den hölzernen Rahmen mit den conischen Pflöcken, um welche 200 Ellen von dem Stricke gewunden sind; ein zweipfündiger Mörser nebst Unterlage hängt an einem Riemen über die Schulter, und um die Brust geschnallt ist eine Büchse mit Patronen, mit Röhren zum Abfeuern, auf die oben angegebene Weise zubereitet, mit dem die Schwefelsäure enthaltenden Glase, mit Lunten u. s. w. Das Ganze wiegt nicht mehr als 32 Pfund.

Die Kraft eines kleinen Mörsers soll übrigens noch bedeutend vermehrt werden können, dadurch dafs man der Kugel die, Fig. 16 dargestellte Form giebt. Die Schufsweite soll dabei viel gröfser sein, als bei wirklichen (sphärischen) Kugeln. Das Zurückprallen des Mörsers ist dabei ebenfalls stärker, so dafs man sich hüten mufs, dicht hinter demselben zu stehn. — Nicht selten ereignet es sich, dafs ein Schiff, welches sich nicht länger in See halten kann, und deshalb einen Hafen aufsucht, in diesen wegen zu seichten Wassers nicht hineinkommen kann, und am Eingange des Hafens auf den Sand läuft. Obgleich nun, während der Ebbe mit Leichtigkeit Bööte aus dem Hafen abgehn können, so sind sie doch nicht im Stande, sich dem Schiffe zu nähern, wegen der, dasselbe immer umgebenden Brandung, und des dabei statt findenden Mangels an Widerstande für die Ruder. So nahe sie auch immer dem Schiffe kommen mögen, so entfernt ist doch immer die Hülfe.

Man hat deshalb im Hintertheile des Bootes einen kleinen Mörser angebracht und daneben den zurecht gelegten Strick zum Hinüberschiefsen. Der Mörser mufs vorher geladen und völlig zum Abfeuern in Stand gesetzt sein, und nebst dem Stricke genau und überall mit einer fest anliegenden Decke bedeckt werden, um das Nafswerden desselben und das Verrücktwerden des Strickes zu verhüten. Der Steuermann hat dann auf den günstigen Augenblick zu achten, wenn das Boot mit seinem Vordertheil gerade nach dem Schiffe gerichtet ist. Er giebt dann dem, bei dem Mörser angestellten Menschen ein Zeichen und dieser feuert denselben augenblicklich ab. — Ist so eine Kommunikation bewerkstelligt, so kann das Boot nach dem Schiffe hingezogen und das Schiffsvolk gerettet werden.

Das beste Verfahren ferner, um Menschen aus solchen Schiffen zu retten, die dicht unter einem steilen Vorgebürge oder einer unzugänglichen Klippe gestrandet sind, besteht darin, dafs man ihnen eine Strickleiter (Fig. 17) hinwirft, die auch eben so wie das einfache Tau nach dem Schiffe hingeschossen werden kann. Steife Schlingen, grofs genug, um den Fufs zuzulassen, sind hier in Entfernungen von anderthalb Fufs an dem Taue angebracht. — Hat man nicht nöthig, die Strickleiter durch den Mörser hinzuwerfen, sondern braucht man sie nur mit den Händen hinunterzulassen, so kann man sie noch bedeutend verbessern, dadurch, dafs man in jede Schlinge ein breites und flaches Stück Holz (Fig. 18) steckt. Dieses wird dem Fufse zur bequemeren Stütze dienen und zugleich den Strick in einer angemessenen Entfernung von dem Felsen halten, an welchem die Menschen hinaufsteigen müssen. Die oben beschriebene Vorrichtung zur Rettung von über Bord gespülten Menschen, würde hier auch mit Nutzen angewendet werden können.

Nicht selten wird man ferner verhindert, einem, in einiger Entfernung vom Lande gestrandeten Schiffe zu Hülfe zu kommen, dadurch, dafs man nicht im Stande ist, mit einem Boote vom flachen Gestade abzufahren. Unzählige Schiffe sind aus dieser Ursache hülflos untergegangen und es wird das Verfahren, welches man jetzt angegeben hat, um unter diesen Umständen Hülfe zu leisten, als besonders wichtig angesehn. Es besteht dies aber in Folgendem: Zwei sogenannte Hafen-Anker, die aus gegossenem Eisen bestehn können, jeder etwa $1\frac{1}{2}$ Centner schwer, werden ungefähr 60 Ellen von einander entfernt, parallel mit dem Ufer, ausgeworfen und zwar etwas jenseits der Stelle, wo sich die Wogen brechen. Sie werden mit einander verbunden durch ein etwa 40 Klafter langes starkes Tau, welches durch ein, in der Mitte angebrachtes Holz (buoy), schwimmend erhalten wird. (Fig. 19.) Dafs letzteres geschehe, ist besonders zu beachten; denn sonst wird das Tau auf dem Boden entweder zerrieben werden, wenn der Boden felsig ist, oder es wird in den Sand vergraben werden, wenn der Meeresgrund sandig ist. Hiebei ist noch zu bemerken, dafs genau ausgemittelt werden mufs, wie hoch das Wasser an dem Orte während der Fluth steigt. Es müssen nämlich die Anker soweit von einander entfernt ausgeworfen werden, dafs das sie verbindende Tau beim hohen Wasser gerade angespannt ist; denn sonst wird es beim niedrigen Wasser sich zu weit hinuntersenken und auf den Grund gerathen. Hierauf wird nun eine mit Widerhaken versehene Kugel aus dem Mörser über das, die Anker verbindende, Tau hinüber ins Meer geworfen, und der, an derselben befindliche Strick dann schnell nach dem Ufer hingezogen, so dafs die Haken der Kugel das Tau an den Ankern fassen und man nun vermittelst des Strickes an der Kugel ein Boot durch die Brandung ins Meer ziehn kann, bis dahin, wo man einen wirksamen Gebrauch von den Rudern zu machen im Stande ist. Schnelligkeit beim Einziehn des Strickes ist nothwendig, weil es sonst durch die Strömung zu weit fortgeführt werden würde.

Wenn ein Schiff an die Küste getrieben wird, entweder weil es seine Masten verloren hat, oder weil der Sturm so heftig ist, dafs keine Segel gebraucht werden können, oder weil das Schiff im Sturm seine Anker verloren hat, so kann Leben und Tod der Menschen abhängen von der Stelle, an welcher es auf den Strand getrieben wird. In einem solchen Falle ist es von der gröfsten Wichtigkeit, dafs den Leuten im Schiffe von denen am Ufer Zeichen gegeben werden, aus denen sie ersehen, wo sie, wegen Tiefe des Wassers und anderer günstiger Umstände, mit der wenigsten Gefahr und gröfserer Hoffnung zu entrinnen stranden können.

Die einfachsten Zeichen sind natürlich Gebehrden des menschlichen Körpers; aber in die Augen fallender ist eine dreieckige und dreifarbige Fahne, die man an der Stelle aufpflanzen mufs, wo das Ufer am wenigsten gefährlich ist. Dergleichen

Fahnen befinden sich daher an den meisten Orten bei dem Apparate.

Da aber Schiffbrüche sich häufig in so dunkeln Nächten ereignen, daſs es unmöglich ist, die Stelle zu erkennen, wo das Schiff liegt, und folglich auch unmöglich, danach mit dem Mörser zu zielen, — um so mehr, da das Schiffsvolk unter solchen Umständen durch die über das Schiff hingehenden Wogen gewöhnlich verhindert wird, irgend ein Licht zu haben und sich in die Mastkörbe u. s. w. geflüchtet hat, so war es nothwendig auf Mittel zu sinnen, durch welche die Leute am Lande in den Stand gesetzt werden, das Schiff zu erkennen und den Mörser danach zu richten, und wodurch es den Leuten an Bord möglich gemacht wird, die Richtung der Kugel zu sehn, und das über das Schiff hingeworfene Tau zu finden.

Zu diesem Zwecke wird eine hohle Kugel, so groſs, daſs sie gerade in den Mörser paſst, aus Patronenpapier verfertigt; dieses wird so vielfach über einander geklebt, daſs die Dicke einen halben Zoll beträgt. Oben hat die Kugel eine Oeffnung, durch welche etwa 50 kleinere Kugeln (die sog. Sterne, wie die Feuerwerker sie nennen, enthalten) und auſserdem eine hinreichende Menge Schieſspulver hineingethan werden. Dann wird die Oeffnung mit einer Art Patrone ausgefüllt, und in diese kleine Lunten oder Schwefelfäden so befestigt, daſs sie auf keine Weise herausfallen können, sondern die Patrone und das Pulver in der Kugel entzünden und die Kugel in einer Höhe von etwa 300 Ellen zersprengen müssen. (Fig. 20.) Dadurch werden die Sterne weit umher geworfen, welche, während sie herabfallen, wohl eine Minute lang ein solches Licht geben, dafs man alle Gegenstände genau erkennen und den Mörser nach dem Schiffe hinrichten kann.

Um ferner die Leute auf dem Schiffe in den Stand zu setzen, die Richtung des Taues und die Stelle, wo es niederfällt, zu erkennen, bedient man sich einer hohlen Kugel, mit vier Oeffnungen an der Seite, wo sich der Ring befindet. Diese wird mit einer brennbaren Masse angefüllt, welche beim Verbrennen aus jeder Oeffnung einen Strom des hellsten Feuers hervorkommen läfst. (Fig. 21.) Die Oeffnungen werden dann mit einer Art Patrone verschlossen. Statt der gewöhnlichen Kugel wird nun diese in den Mörser geladen, und indem letzterer abgefeuert wird, entzündet sie sich und verbreitet durch das, aus den Oeffnungen ausströmende Feuer in ihrem ganzem Fluge ein solches Licht, dafs man deutlich sie selbst, das Tau, welches sie nach sich zieht, und alle umgebenden Gegenstände erkennen kann.

Endlich ist noch ein wichtiger Punkt, die Beschaffenheit der Bööte, mit denen man es unternimmt, Menschen oder Waaren von gestrandeten Schiffen zu retten. An mehreren Orten sind eigene Rettungsbööte dazu vorhanden, die aber meistens so schwerfällig sind, dafs sie ihrem Zwecke keineswegees entsprechen. Man hat deswegen Bööte von der Beschaffenheit empfohlen, wie sie die Abbildung Fig, 22 andeutet. Sie bestehen aus einem gewöhnlichen Boote, in welchem man, um es in jedem Falle schwimmend zu erhalten, an beiden Seiten leere Tonnen angebracht hat, und welches aufsen mit Seitenbrettern versehen ist, die so tief hinunterragen, als der Kiel; letztere dienen dazu, es in einer geraden, horizontalen Richtung zu erhalten, wenn es von einem flachen Ufer abgeht, oder an ein solches heran kömmt. Aufserdem wird auswendig an den Kiel ein Stück Eisen befestigt, oder Blei in denselben eingelassen, wodurch das Boot gleich wieder aufgerichtet wird, wenn es etwa durch Zufall umgeworfen werden sollte. Rund um das Boot herum ist ein starkes Tau gezogen, welches in Zwischenräumen dickere Knoten (von den Schiffern Mäuse genannt) hat, wodurch das Boot vor jedem Schaden gesichert wird, wenn es etwa mit Gewalt gegen das Schiff oder einen andern Gegenstand getrieben werden sollte. Die Tonnen müssen besonders stark und wasserdicht sein; am besten sind solche, in denen Oel gewesen ist. Man sollte sie jährlich einmal mit Theer überziehn. — Es bedarf übrigens kaum so vieler Tonnen, als in der Abbildung angegeben sind; eine unter jeder Bank des Bootes angebracht, ist vollkommen hinreichend. (Fig. 23.) — Solchen Bööten wird daher jetzt der Vorzug gegeben.

Sollte sich ein Boot dieser Art mit Wasser füllen, so braucht man nur einen, im Boden desselben angebrachten, Zapfen auszuziehn und das Wasser wird sogleich herausfliefsen. Es ist daher auch keine Gefahr vorhanden, wenn ein solches Boot im Boden ein Loch bekommen sollte. —

Fig. 1

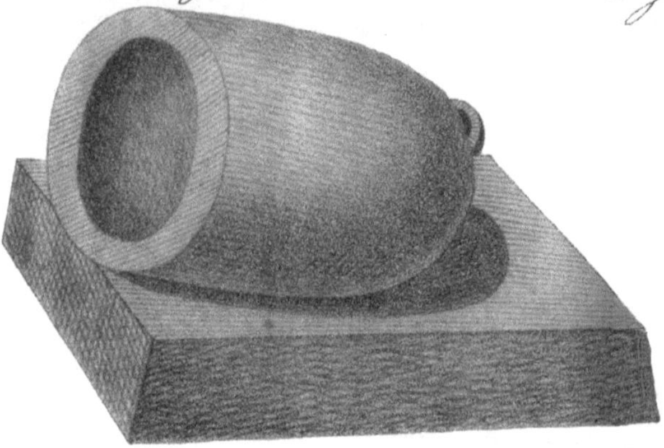

Fig. 2.

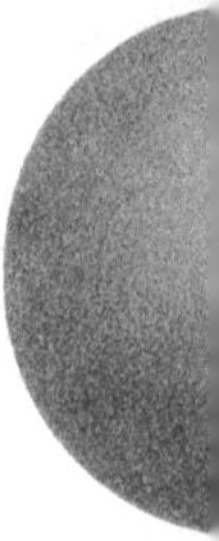

Fig. 5.

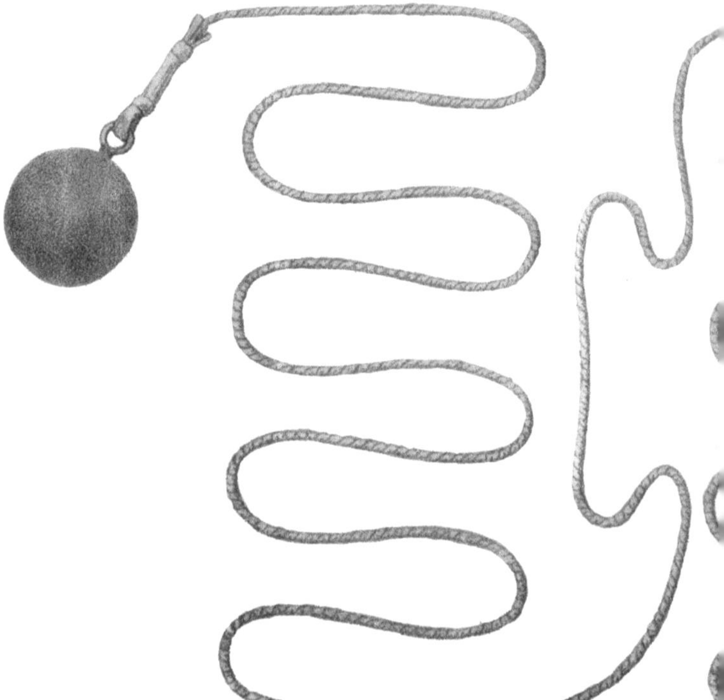

Wagner Rettungsmaschine

Fig. 6.

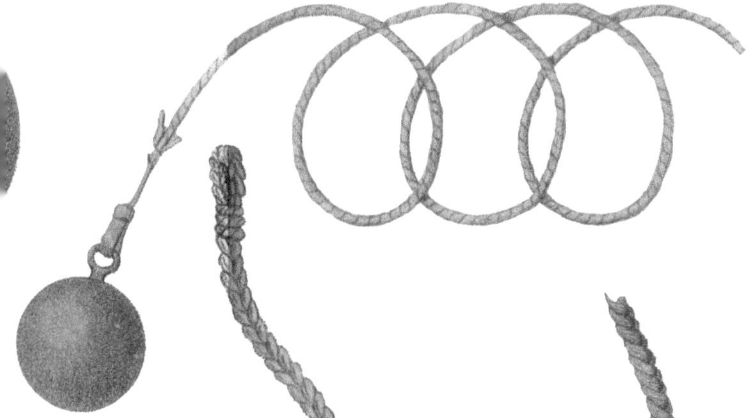

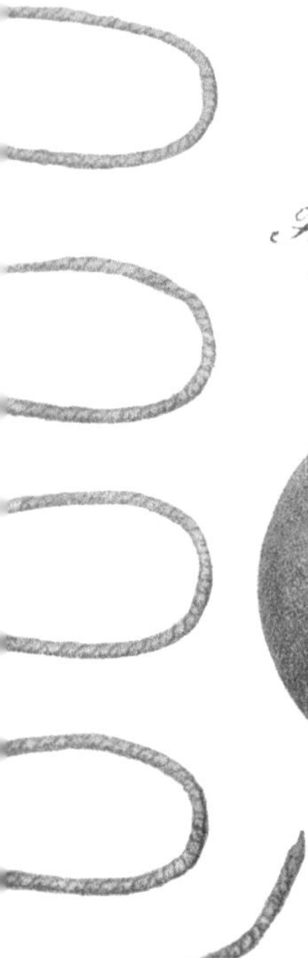

Fig. 4.

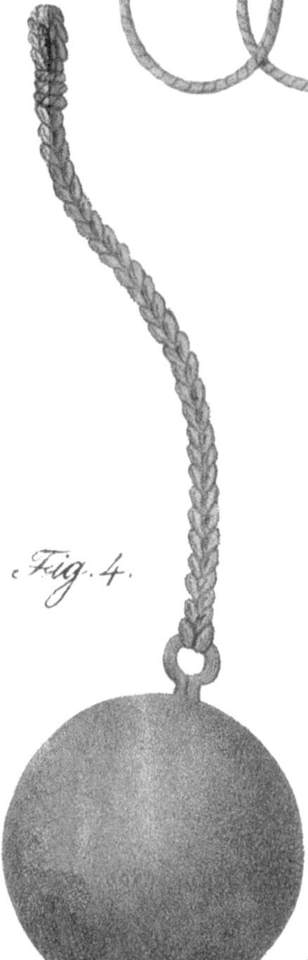

Fig. 3.

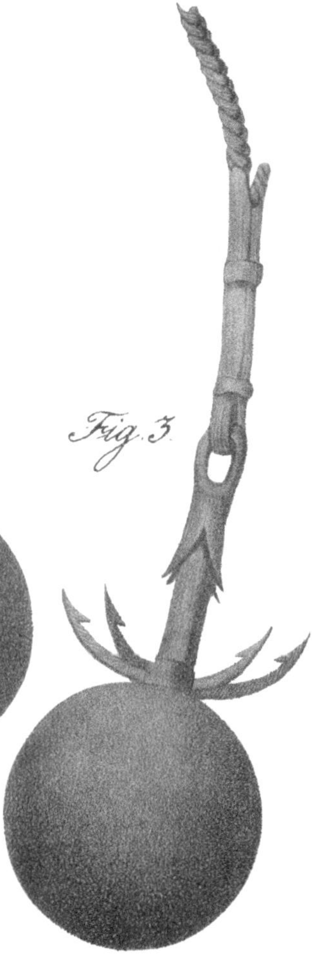

Fig. 7.

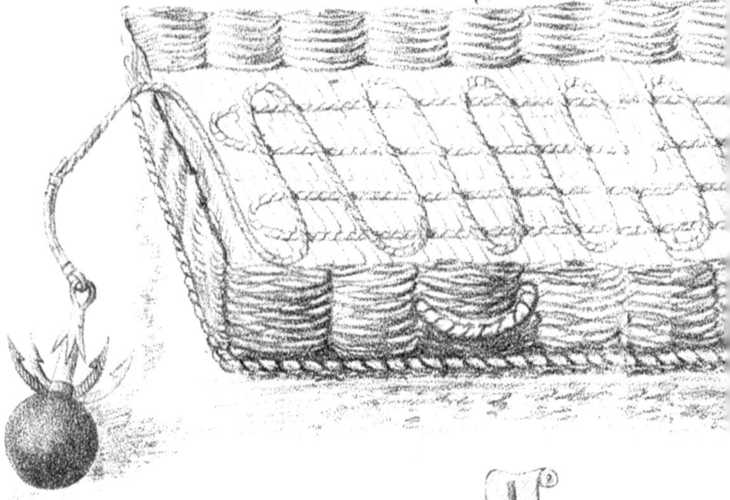

Fig. 9.

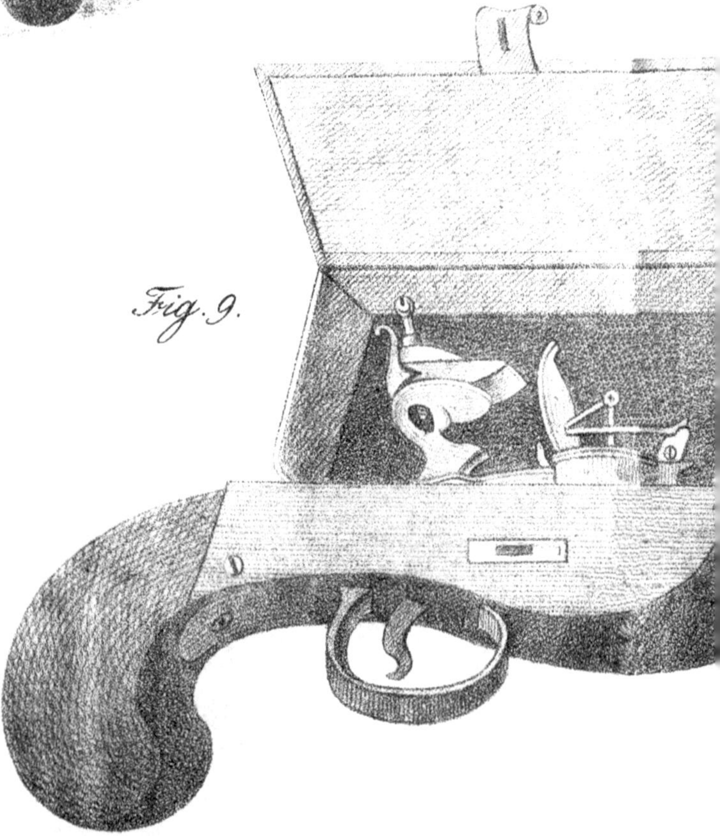

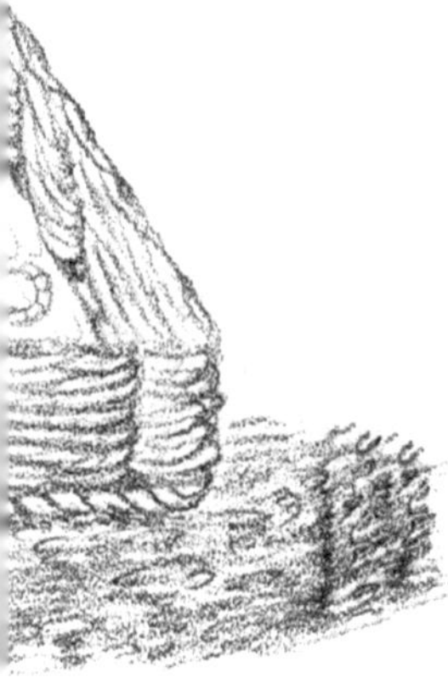

Fig. 8.

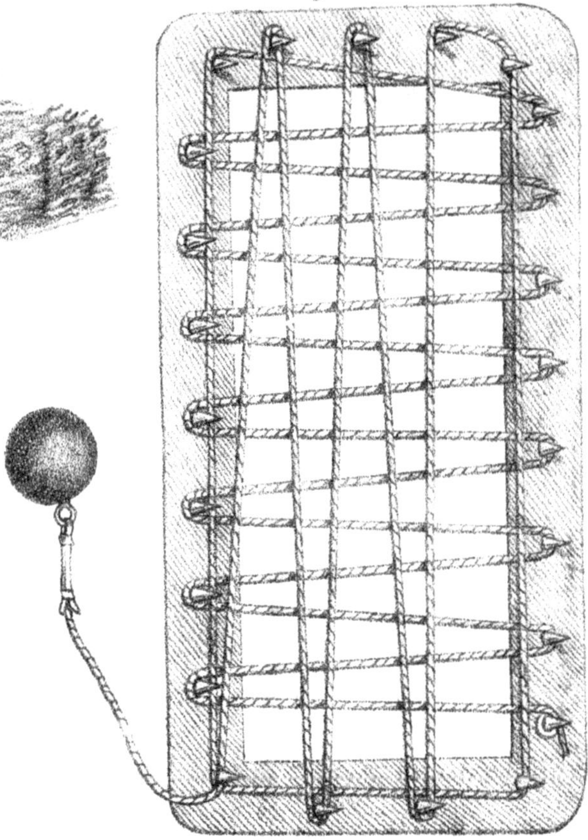

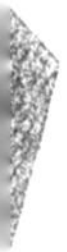

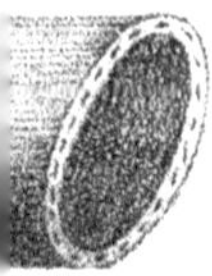

Fig. 11

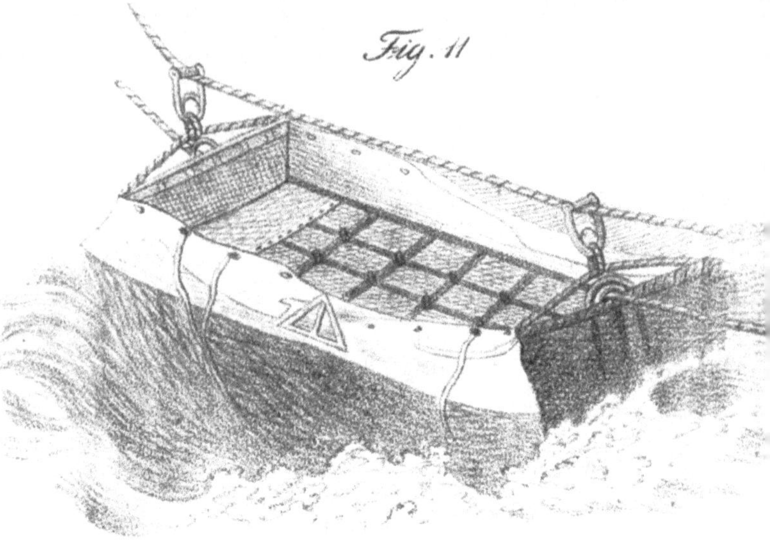

Fig. 10.

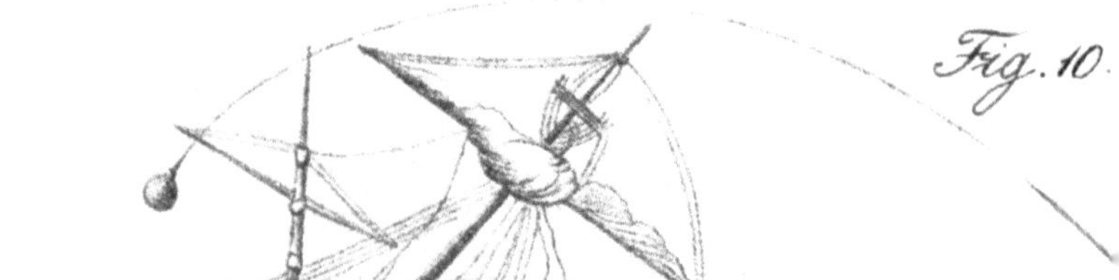

Fig. 13.

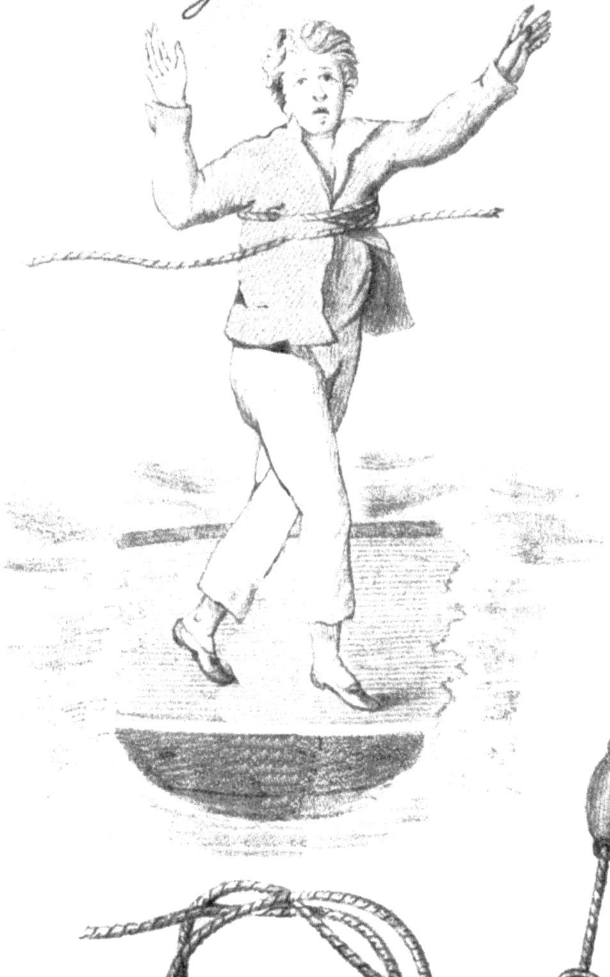

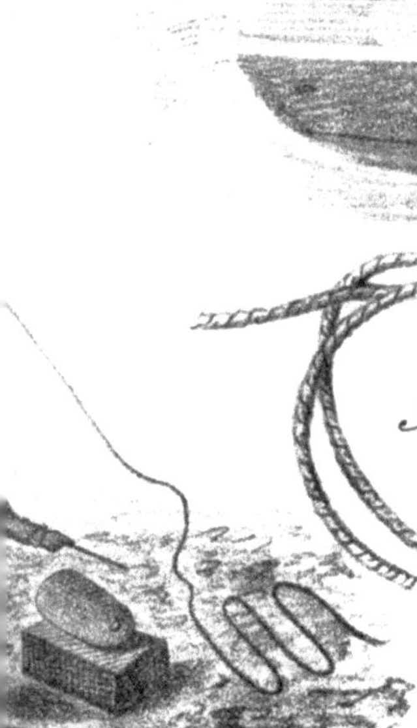

Fig. 12.

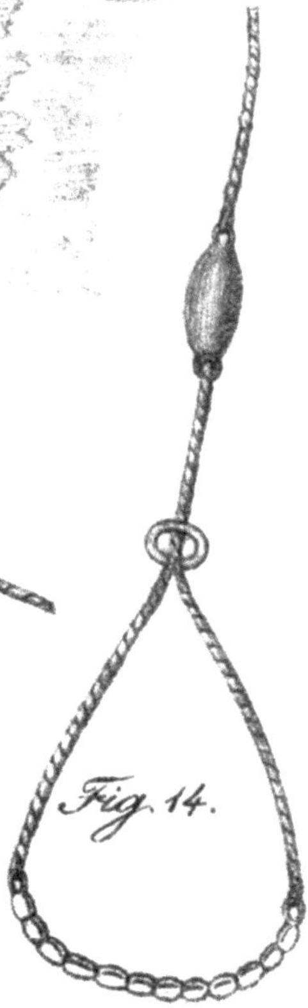

Fig. 14.

Fig. 15.

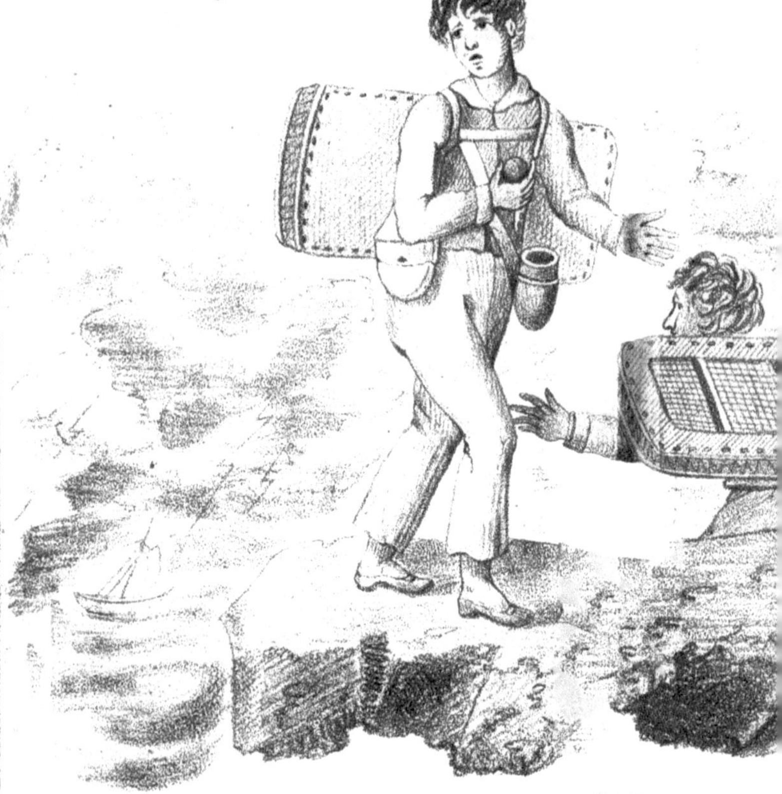

Fig. 19.

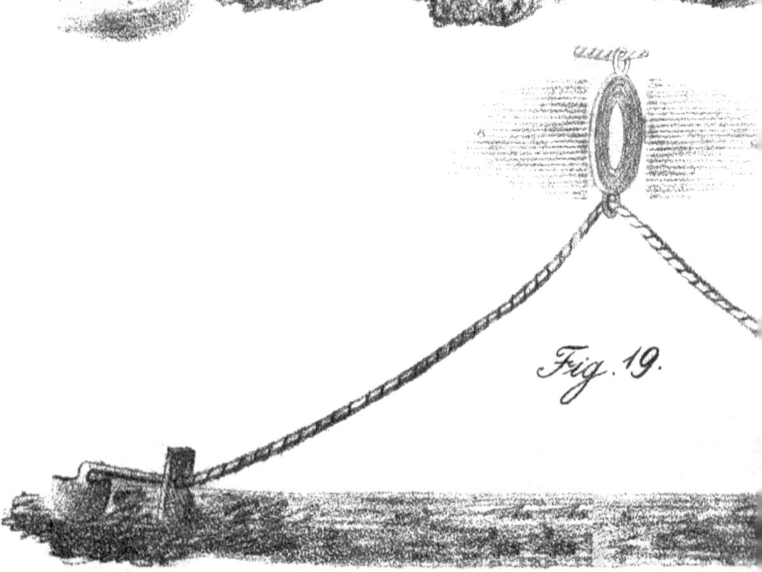

Fig. 17.

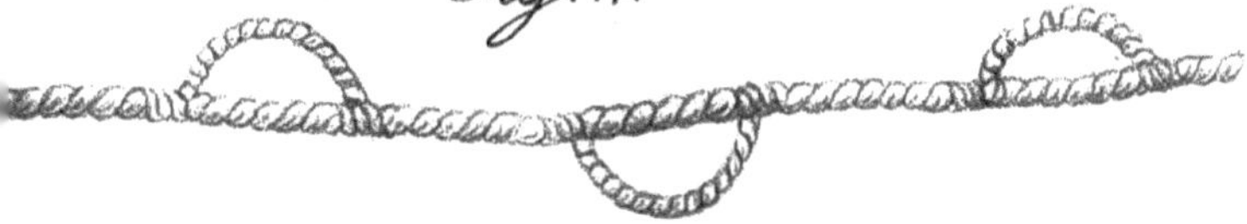

Fig. 18.

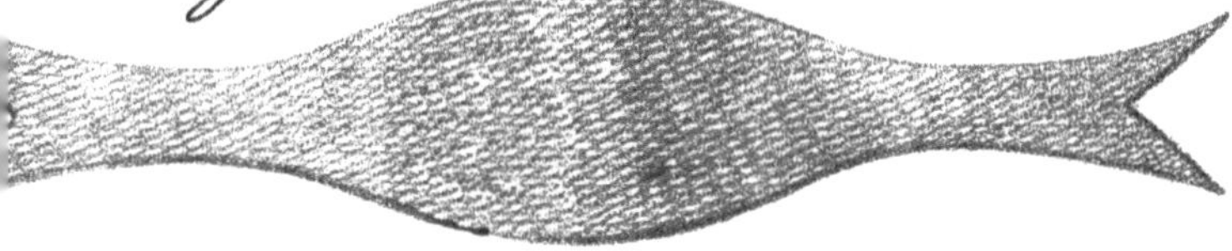

Fig. 16.

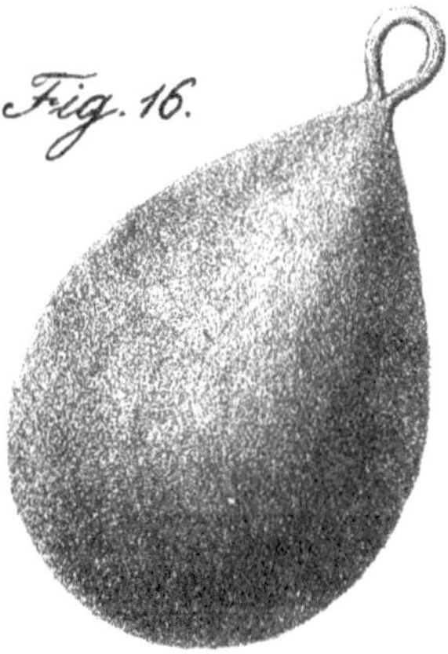

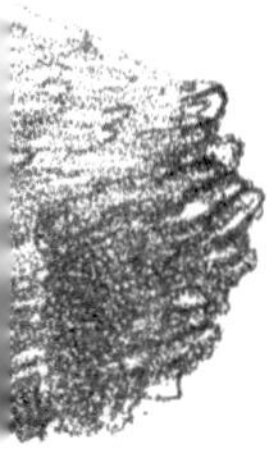

Fig. 20.

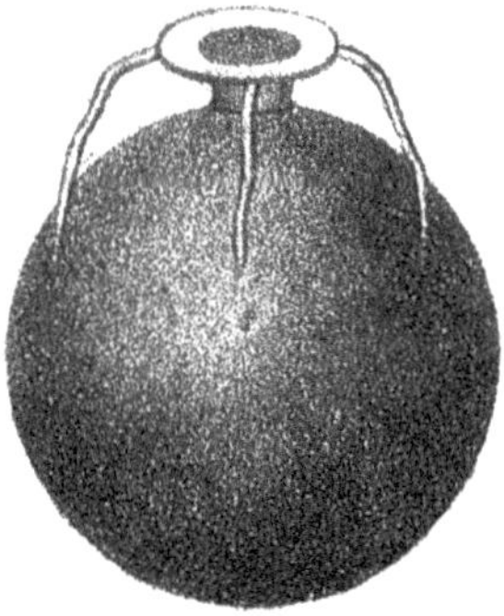

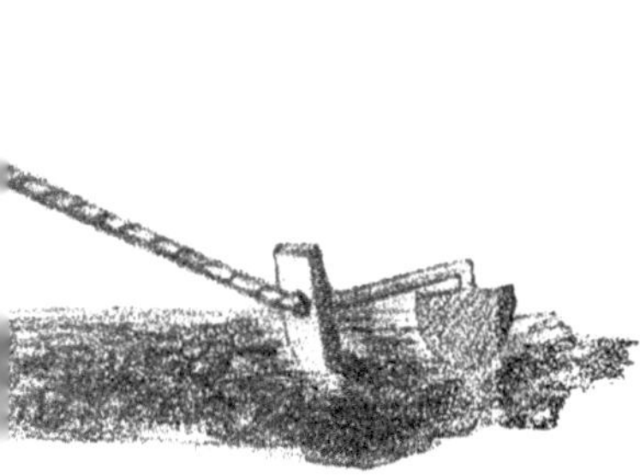

Fig. 23.

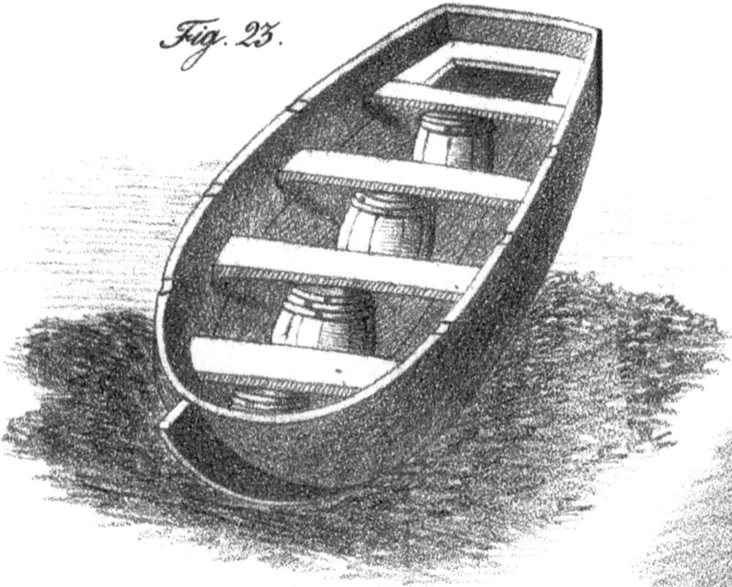

Fig. 22.

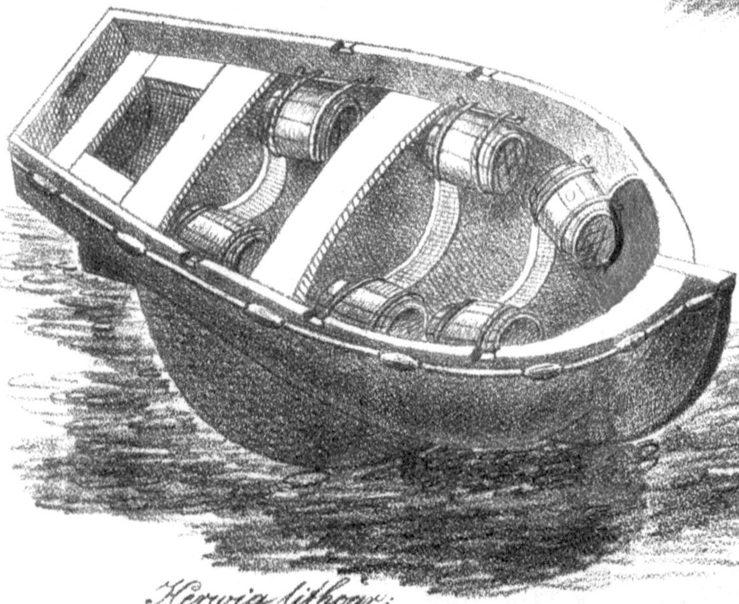

Herwig lithogr:

Fig. 21.

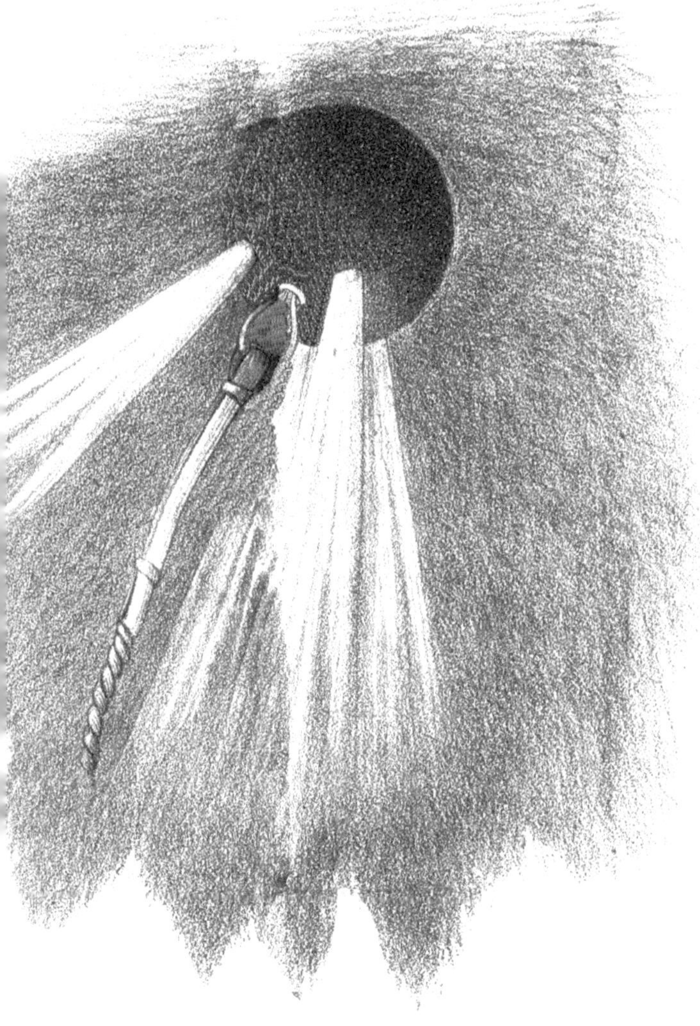

FSC
www.fsc.org
MIX
Papier | Fördert
gute Waldnutzung
FSC® C083411

Kolibri 360 GmbH
Ferdinand-Jühlke-Straße 7
99095 Erfurt, Deutschland
produktsicherheit@kolibri360.de